UNE
ÉPIDÉMIE AU SIÈCLE DERNIER

D'APRÈS

LES NOTES DE FRANÇOIS BONAMY

Docteur-régent en médecine, ancien Recteur de l'Université de Nantes.

COMMENTAIRES

PAR LE Dr EUGÈNE BONAMY.

NANTES,

Mme Vve CAMILLE MELLINET, IMPRIMEUR DE LA SOCIÉTÉ ACADÉMIQUE,
Place du Pilori, 5.
L. MELLINET ET Cie, succ^{rs}.

1886

UNE
ÉPIDÉMIE AU SIÈCLE DERNIER

D'APRÈS LES NOTES DE FRANÇOIS BONAMY

Docteur-régent en médecine, ancien Recteur de l'Université de Nantes.

COMMENTAIRES

PAR LE Dr EUGÈNE BONAMY.

Il s'agit d'une épidémie de fièvre typhoïde, autrement dite fièvre putride-maligne, dans le langage du temps.

Elle prit naissance à Bouvron, où elle sévit avec une grande intensité, pour de là s'étendre à une partie de la Bretagne, comme l'attestent les deux articles suivants, relevés dans les *Affiches générales de la Bretagne* (1774).

« *Saint-Malo.* — La maladie épidémique qui s'est fait ressentir en la paroisse de Bouvron, évêché de Nantes, au mois de février dernier, vient de faire de terribles ravages à Loudéac, à sept lieues de Saint-Brieuc. Il y est mort plus de 250 personnes. Un village entier se trouve dévasté ; plus de 30 personnes, sans comprendre plusieurs enfants, y sont péries, et il n'est resté uniquement dans ce village qu'une femme de 60 à 70 ans, qui soignait les moribonds, sans qu'elle ait été incommodée, etc. Cette fièvre inflammatoire, maligne, putride et vermineuse, vient de se manifester à Ruca, à Jugon, à Saint-Cast (évêché de Saint-Brieuc), à Plouballay, à Saint-Briac et à Saint-Enogat (évêché de Saint-Malo), où il meurt beaucoup d'habitants, malgré les prompts secours qu'on apporte pour les guérir, suivant la méthode que M. Bonamy a bien voulu publier. Les personnes qui peuvent porter des secours aux malades, mais que la crainte de la maladie retient, prient ce médecin d'indiquer le meilleur préservatif contre cette fièvre épidémique. »

« *Saint-Nazaire, 20 mars*. — La contagion règne depuis le mois d'août aux paroisses d'Escoublac et Saint-André, terri- toire de Guerrande. Elle a mis au tombeau plus de 300 per- sonnes. Le malade sent un mal violent à la tête, une fièvre également violente ; la vue se perd, des convulsions succèdent ; la gangrène s'est formée à la gorge de plusieurs. La mort a enlevé 3 à 4 personnes dans les mêmes maisons. On apperçoit une noirceur extérieure sur l'estomac. *Ceux qui ont résisté au mal plus de 13 jours, ont échappé à la mort ;* mais il leur reste des faiblesses, des éblouissements et des mouve- ments à la tête. Cette maladie s'est fait sentir au village de Cuy, proche de la mer, et s'est portée, par degrés, de village en village, à deux lieues près de la Brière, en Saint-André. Pasteurs et chirurgiens en ont été gravement attaqués. On désespère de la santé de M. Br... de Nantes, recteur de Saint- André. Le mal subsiste toujours ; plus de 40 personnes en sont actuellement attaquées. »

Cette épidémie de fièvre typhoïde m'a semblé intéressante à rappeler ; elle nous donnera une bonne idée de la science du diagnostic et de l'art thérapeutique d'alors.

Comme on va le voir, les tableaux des symptômes et du traitement y sont tracés de main de maître, bien que nos pères ne fussent pas guidés encore dans l'étude de cette affection par les découvertes et les travaux des Louis, des Andral, des Bretonneau.

Cette relation me permettra, en outre, de présenter sous un jour nouveau l'un des derniers doyens de notre Faculté de Médecine, je veux parler de François Bonamy, de la Société royale de médecine de Paris, plus connu comme botaniste et particulièrement par sa *Flore des environs de Nantes,* la première qui ait fait connaître la végétation d'une partie de la Bretagne. (Voir à cet égard la notice publiée par le Dr de Rostaing de Rivas, en 1862, dans les Annales de la Société académique et la Biographie bretonne de Levot.)

L'épidémie avait éclaté depuis plusieurs mois déjà à Bouvron, quand François Bonamy y fut appelé en janvier 1774.

Voici, condensé en un procès-verbal, dont l'original est entre mes mains, le résultat de ses observations :

« Nous soussigné, François Bonamy, docteur-régent en
» médecine, et ancien recteur de l'Université de Nantes, etc.,
» ayant été requis par M. le duc et Mme la duchesse de Rohan,
» par la voie de M. le comte de la Viollais, aux fins d'aller
» secourir leurs vassaux des paroisses de Bouvron et de Fay,
» nous nous sommes transporté le lundi 31 janvier 1774, chez
» M. le Recteur de Bouvron, à sa cure distante de 6 à 7 lieues
» de Nantes. Nous sommes resté audit lieu de Bouvron
» jusqu'au dimanche suivant inclusivement ; pendant lequel
» temps nous n'avons cessé de visiter une très grande quan-
» tité d'habitants desdites paroisses attaquées de la maladie
» épidémique qui y a fait des progrès et un très grand ravage
» depuis plusieurs mois qu'elle a commencé à se manifester.

» Sur ce que nous avons vu par nous-même, et le rapport
» qui nous a été fait des symptômes dont les malades ont
» été et continuent d'être attaqués, nous nous sommes parfai-
» tement assuré que ladite épidémie est une fièvre continue
» inflammatoire accompagnée de beaucoup de corruption et
» de vers dans les premières voyes et d'une grande malignité.

» En effet, la plupart des sujets ont eu, dans les commen-
» cements, les progrès et l'état de la maladie, une fièvre
» continue avec redoublements, tantôt réguliers, tantôt irré-
» guliers, un pouls très fréquent, dur et élevé et un très
» grand feu précédé ordinairement de froid et de frisson-
» nement.

» Le sang qu'on leur a tiré par les saignées (lorsqu'elles
» ont été nécessaires) a toujours paru couenneux et inflam-
» matoire ; lesdits malades se plaignaient presque tous (sur-
» tout dans les commencements et les progrès de la maladie)
» de violentes douleurs dans la tête et dans les reins, d'un
» très grand accablement et d'une soif excessive ; la langue
» était chargée, sèche et aride ; quelques-uns ont eu des
» taches pourprées sur le corps ; plusieurs sont tombés dans
» le délire ou l'assoupissement, ont eu des soubresaults dans
» les tendons, et le bas-ventre météorisé ; quelques-uns ont
» eu des vomissements ou des envies de vomir ; les urines
» ont été tantôt crues et tantôt inflammatoires, et les gros
» excréments d'une grande fétidité ; on n'a observé ni bubons,
» ni charbons.

» Il ne nous paraît pas facile de déterminer précisément ce
» qui a pu donner occasion à l'épidémie. L'été dernier a été
» chaud et sec ; les habitants des paroisses de Bouvron, Fay
» et autres ont beaucoup travaillé à l'ardeur du soleil, et ont
» été très mal nourris à cause de la grande pauvreté de la
» plupart. La plus grande partie des grains a été charbonnée
» et de mauvaise qualité. L'eau que l'on boit dans lesdites
» paroisses est, dit-on, très mauvaise. L'hyver, jusqu'au
» 1er février 1774, s'est passé presque entièrement en pluye
» sans presque de froid. On a fait des dessèchements de
» marais dans les environs qui ont pu causer de mauvaises
» exhalaisons et infecté l'air, etc.

» Quoi qu'il en soit, nous nous sommes attaché à connaître
» les symptômes et les progrès du mal. Nous avons prescrit
» les remèdes et le régime convenables par la méthode
» cy-jointe qui a très bien réussi. Nous l'avons laissée aux
» chirurgiens des lieux pour la suivre, suivant les différentes
» circonstances, de plus, nous avons fait venir de Nantes
» tous les remèdes que nous avons jugés propres et con-

» venables au traitement de la maladie qui n'a point encore
» cessé.

» Si, dans les commencements que le mal s'est manifesté,
» on eût procuré les secours convenables aux habitants qui en
» ont été attaqués, on en eût indubitablement sauvé le plus
» grand nombre. »

« *Principiis obsta, sero medicina paratur*
» *Cum mala per longas invaluere moras.* »

A Nantes, février 1774.

BONAMY, D.-M.

« Le 1er février 1774, nous soussignés François Bonamy,
» docteur-régent en médecine, etc., et François Frétaud,
» maître en chirurgie, demeurant à Savenay, nous sommes
» transportés au village de la Venais, paroisse de Bouvron,
» où étant arrivés environ les 3 ou 4 heures après-midi, l'on
» nous a présenté le cadavre d'un nommé Jean G...,
» décédé du jour d'hier, âgé d'environ 50 ans.

» L'ayant examiné extérieurement, nous avons remarqué
» plusieurs ecchymoses et engorgements des vaisseaux, tant
» dans les bras que les cuisses et les jambes. Ayant ensuite
» ouvert la tête, nous avons observé les vaisseaux sanguins
» des méninges et du cerveau très gonflés, ce qui peut servir
» à rendre raison des délire et mouvements convulsifs, dont
» ledit G.... a été attaqué dans le cours de la fièvre
» putride-maligne dont il est décédé.

» Ayant procédé ensuite à l'ouverture de la poitrine, nous
» avons trouvé les deux lobes du poumon, dans leur partie
» supérieure et latérale, adhérents aux côtes, et les vaisseaux
» beaucoup plus engorgés que dans l'état naturel. Parvenus
» ensuite au bas-ventre, nous avons observé tous les viscères
» dans un état assez naturel ; nous avons seulement remarqué
» la vésicule du fiel extrêmement gorgée de bile, et tous ses

» vaisseaux aussi très engorgés de sang ; d'où nous concluons
» que si G.... eût été bien soigné dans les commence-
» ments et eût observé un régime convenable, il se serait
» indubitablement tiré d'affaire ; mais n'ayant été ni saigné,
» ni purgé, ayant bu du vin et mangé des nourritures gros-
» sières dans tout le cours de sa maladie, l'on ne doit pas
» être surpris qu'il se soit fait un engorgement de tous les
» vaisseaux, qui ayant intercepté le cours de la circulation, a
» occasionné la mort dudit G....

» A Bouvron, lesdits jour et an que dessus.

» FRÉTAUD. BONAMY. »

« Nous soussignés, François Bonamy, docteur régent en
» médecine, etc., et Théodore Guénaud, ancien aide-major
» de l'Hôtel-Dieu de Nantes et maître en chirurgie, demeu-
» rant à Savenay.

» Le 4 février 1774, nous sommes transportés sous le cha-
» piteau de l'église paroissiale de Bouvron, où étant arrivés
» entre les 9 et 10 heures du matin, l'on nous a présenté le
» cadavre de Joseph L...., du village de la Courbelais,
» décédé dans la nuit du 2 au 3 dudit mois, âgé de 36 ans ;
» ledit a été attaqué de la fièvre maligne accompagnée de
» transport au cerveau et de mouvements convulsifs ; nous
» avons trouvé le corps tout couvert de poux et d'une très
» grande maigreur. Ayant ouvert la tête, nous avons observé
» un engorgement très considérable, avec inflammation aux
» membranes du cerveau, et une très grande quantité d'eau
» corrompue dans les ventricules de ce viscère. Ayant procédé
» à l'ouverture de la poitrine, nous avons remarqué, dans les
» vaisseaux du poumon, un très grand engorgement et une
» adhérence considérable du lobe gauche à la plèvre ; les
» ventricules du cœur gonflés d'un sang très noir. Parvenus
» au bas-ventre, avons trouvé le foye d'un volume considé-

» rable, et la vésicule du fiel gorgée d'une bile verdâtre ; les
» intestins remplis de bile extrêmement jaune et épaisse.
» Nous avons aussi remarqué une phlictène à la base du rein
» droit et un petit abcès dans son parenchyme contenant
» environ une coque de noix de pus.

» Nous estimons que l'inflammation de la masse du sang,
» l'abondance et l'acrimonie de la bile, occasionnées par
» l'épidémie, ont été les vraies causes de la maladie et de là
» mort dudit Joseph L...., que s'il eût été remédié à temps,
» il aurait pu se tirer d'affaire.

» Fait et rédigé chez M. le Recteur, lesdits jour, mois et an
» que devant.

» GUÉNAUD.   BONAMY, D.-M. »

En ce qui concerne le traitement préconisé par François
Bonamy, nous le trouvons exposé dans le compte rendu des
Annales de la Société d'Agriculture de Bretagne, séance du 6
février 1774, à laquelle assistaient MM. de Ramaceul, Bonamy et Le Lasseur de Ranzay.

« Le traitement consiste d'abord dans des saignées pro-
» portionnées à la violence et à la durée des symptômes
» d'inflammation et à la force des sujets, en commençant
» d'abord par la saignée du bras, et, au cas que la tête se
» trouve embarrassée, on en vient aux saignées du pied, en
» prenant, pour cela, le temps du chaud et des redoublements
» de la fièvre, pourvu qu'il n'y ait point alors de sueurs
» copieuses. On substitue les sangsues aux saignées, si la
» tête se trouve prise ; mais cette dernière évacuation san-
» guine ne se fait que dans la relâche des redoublements.
» On donne aux malades, pour toute nourriture, des
» bouillons, que l'on fait d'abord très légers et qu'on ne rend
» plus forts qu'après que les symptômes sont diminués. On

» les donne de deux en deux heures et un apozème rafraî-
» chissant dans les intervalles.

» On use, entre ces bouillons et ces apozèmes, d'une
» tisane faite avec le chiendent, la réglisse et les racines
» d'oseille et de fraisier, et 20 à 30 grains de nitre sur
» chaque pinte.

» Tous les acides, tels que la limonade, les sirops de
» vinaigre, de verjus, de groseille, doivent être employés.

» Les malades prennent, une ou deux fois par jour, un
» lavement émollient, où l'on fait entrer le lait et le sucre
» brut, dans le cas où il n'y a pas lieu de douter de l'exis-
» tence des vers.

» Quand les symptômes paraissent suffisamment calmés et
» qu'il commence à paraître quelques signes de coction dans
» les selles et dans les urines, on purge tous les deux ou
» trois jours, avec un minoratif, dans les relâches des redou-
» blements de la fièvre, et l'on y ajoute, quand il y a encore
» plus de calme et de coction, depuis deux gros jusqu'à une
» demi-once de séné et autant de sel d'epsom, ce que l'on
» fait prendre en une ou plusieurs doses.

» Le grand feu étant calmé, on met en usage les potions
» vermifuges, ainsi que les lavements de lait, supposé qu'il y
» ait des vers.

» On bannit la thériaque et les autres cordiaux, excepté
» dans le cas où le pouls serait extrêmement faible, avec les
» extrémités froides.

» Les emplâtres vésicatoires sont aussi employés avec
» succès, dans les cas d'assoupissement léthargique, pourvu
» que les malades ne soient point alors attaqués de mouve-
» ments convulsifs.

» Lorsqu'après avoir suffisamment désempli les vaisseaux,
» on observe des signes de pourriture et des vers dans les
» dernières voies et que les malades ont des nausées, on

» aide la nature avec 20 à 30 grains d'ipécacuanha ou avec
» le tartre-stibié en grande eau si, d'ailleurs, il n'y a ni
» météorisme, ni inflammation dans le bas ventre ; car, dans
» le dernier cas, on emploie les fomentations émollientes,
» des embrocations avec huiles adoucissantes, et des lave-
» ments émollients. »

Ainsi, fièvre continue inflammatoire, accompagnée de beaucoup de corruption et de vers dans les premières voyes, et
d'une grande malignité, telle est l'étiquette de cette épidémie.
L'entité typhoïde est bien caractérisée par ces termes ; nous
allons voir que l'ensemble de l'étiologie, des symptômes, des
lésions anatomiques, du traitement, se rapporte non moins
aux connaissances que nous possédons aujourd'hui sur cette
affection.

En effet, une fièvre continue, avec redoublements tantôt
réguliers, tantôt irréguliers, un pouls très fréquent, de violentes douleurs de tête, au début surtout, un grand accablement, une langue sèche, aride, des taches pourprées sur le
corps (bien évidemment les taches rosées ou les pétéchies),
le soubresaut des tendons, le météorisme, l'extrême fétidité
des selles, la présence de lombrics, tout y est noté, rien ne
manque à l'énumération des symptômes de la typhoïde.

D'autre part, un été chaud et sec, la mauvaise qualité de
l'eau, le dessèchement de marais, telles sont les causes
assignées par l'auteur au développement de l'épidémie, et ce
sont bien là les éléments les plus favorables au développement du poison typhique importé.

Passant aux lésions anatomiques, nous trouvons, à part
l'altération des plaques de Peyer, non encore observée, le
tout très nettement indiqué : on signale le gonflement du
foie, si constant en effet ; l'état de plénitude des vaisseaux
de l'abdomen, l'inflammation de l'intestin contenant une bile

jaune et épaisse, l'œdème des méninges, enfin les lésions pulmonaires que l'on observe si communément.

L'article traitement m'arrêtera plus longtemps : ici des
vues judicieuses, des indications variant selon l'individu,
selon les phases, les heures même de l'affection, selon ses
complications, nous révèlent le clinicien. Il serait assurément
aujourd'hui de cette école qui veut que, dans la fièvre
typhoïde, sobre de remède, on ménage avant tout le tube
digestif, déjà si compromis du chef de la maladie ; qui veut
que le médecin n'adopte pas de médication exclusive (une
même affection n'étant jamais identique chez deux individus) ;
de cette école enfin qui proclame, avec le professeur Dujardin-
Baumetz, que « le meilleur traitement de la fièvre typhoïde
est un bon médecin. »

Dans l'énumération des moyens proposés, nous relevons
d'abord les saignées, peut-être trop absolument proscrites
aujourd'hui, mesure qu'un prétendu affaiblissement des cons-
titutions ne justifie pas suffisamment dans certain cas. La
saignée ne s'appliquait pas d'ailleurs indistinctement à tous
les malades, et n'était employée qu'à bon escient ; l'auteur
nous dit en effet : « le sang qu'on leur a tiré par les saignées
(*lorsqu'elles ont été nécessaires*), a toujours paru couenneux
et inflammatoire. » D'ailleurs, ce qui se passe après une
hémorrhagie intestinale de moyenne intensité (abaissement
presque subit de la température, qui se prolonge les jours
suivants) ne donne-t-il pas raison à cette pratique, non
courante, des émissions sanguines ? Ne sont-elles pas, en tout
cas, préférables à ces autres dangereux antipyrétiques
(acides phénique, salicylique, etc.), qui agissent, ou comme
celui-ci, en influençant les centres nerveux, ou comme celui-
là, en diminuant le pouvoir respiratoire du sang et en dis-
solvant les hématies, tous au grand détriment de l'appareil
digestif ? Ah ! comme à tels remèdes employés dans la fièvre

typhoïde s'applique bien cette phrase du vieux Montaigne :
« Les violentes harpades de la drogue et du mal sont tous-
jours à nostre perte ! »

Mais revenons à notre analyse :

Suivent des considérations sur l'emploi de telle ou telle
saignée, du bras ou du pied, selon qu'il faille ou non la rendre
dérivative, sur le moment le plus propice à son emploi, et
qui est bien celui des redoublements, de la turgescence des
vaisseaux.

Les sangsues sont substituées aux saignées, « si la tête se
trouve prise » : En cela, François Bonamy nous montre
qu'il interprète justement les accidents cérébraux, qui ne
sont nullement le fait d'une congestion active. Les troubles
du côté du cerveau se traduisaient-ils par de l'assoupissement,
du coma, on recourait aux vésicatoires, appliqués aux extrémités inférieures. Je dirai, à cette occasion, que, comme
le Dr Fournier, d'Angoulême (V. *Bulletin de Thérapeutique,*
t. CX, p. 145), je ne suis nullement opposé à l'emploi du
vésicatoire dans la fièvre typhoïde, et qu'en cas de complications pulmonaires inquiétantes il m'a souvent paru très
efficace ; il va de soi qu'on s'abstient de ce révulsif, si l'adyna-
mie est assez prononcée pour en faire craindre l'ulcération.

Le régime diététique, consistant en bouillons plus ou
moins concentrés, et méthodiquement administrés, est absolument rationnel, étant données les lésions intestinales
actuellement connues. Le lait même est proscrit ; c'est que,
en effet, comme chacun de nous a pu s'en convaincre,
administré au début de l'affection, cet aliment a bien ses
inconvénients et détermine souvent alors des symptômes
de surcharge stomacale.

J'appellerai l'attention sur les acides végétaux préconisés
avec insistance par F. Bonamy, qui, par là, recourait à
l'antisepsie sans le savoir ; car Miquel (V. *Annuaire de*

Monsouris, 1884), nous apprend que les acides citrique et tartrique jouissent de propriétés désinfectantes certaines. En les employant, on fait donc de l'antisepsie, et la bonne, puisqu'elle est la plus inoffensive. Est-ce que le citron, si vanté, contre les fièvres, par les médecins italiens et espagnols, n'agit pas ici comme antizymotique ?

Pour ma part, je me trouve bien, dans le traitement de la typhoïde, des préparations de citrons, édulcorées à l'aide de la glycérine : la constitution chimique de cette dernière substance, aliment d'épargne, la rapproche en effet de l'alcool dont elle n'a pas, selon la juste remarque de Semmola, l'action irritante sur les centres nerveux et la muqueuse gastro-intestinale.

La question des évacuants (purgatifs et vomitifs) est ensuite traitée à fond. L'auteur répète ceux-là tous les deux ou trois jours, préludant ainsi à la méthode que devait inaugurer Larroque. Le choix du purgatif n'est pas laissé à l'arbitraire : minoratif ou sel neutre, suivant l'époque de la maladie ou la nature des évacuations. Le remède doit être administré « dans les relâches des redoublements de la fièvre. » Inutile de faire ressortir le bien-fondé de cette médication et de ses dérivés (émollients, apozèmes), étant donné ce que nous savons actuellement des fermentations putrides de l'intestin, dont les médecins d'alors avaient comme l'intuition, quand ils parlaient d'humeurs peccantes, d'acrimonie de la bile, etc.

Comme on le voit, rien n'est oublié dans ce guide thérapeutique, pas même la recette à l'adresse des vers qui, à tort ou à raison, préoccupaient tant nos pères. Ce guide répondrait aux principales indications fournies par les découvertes modernes : 1° améliorer l'état du sang ; 2° favoriser l'élimination ; 3° réduire la température et diminuer la fréquence de l'action cardiaque.

Telle fut cette épidémie de 1774. Neuf ans plus tard, une autre, de même nature, régnait à Donges et à Montoir ; et le 25 mai 1783, à la demande de MM. les maire, échevins et syndic de Nantes, François Bonamy y était délégué par la Faculté de Médecine, dont il était le doyen. (Voir *Affiches générales de la Bretagne,* n° du 27 juin 1783.)

Je n'entrerai pas dans les détails de cette épidémie ; ce serait m'exposer à des redites : qu'il me soit seulement permis de reproduire ici une lettre adressée, à cette occasion, au médecin nantais par Vicq d'Azyr, secrétaire perpétuel de la Société royale de Médecine de Paris.

« 5 septembre 1783.

» MONSIEUR ET TRÈS HONORÉ CONFRÈRE,

» J'ai mille remercîments à vous faire de la part de la » Société royale de Médecine, du Mémoire que vous avez » bien voulu nous procurer sur l'épidémie observée à Montoir, » l'année dernière. Je vous en fais ausssi en son nom de » particuliers pour la note relative aux maladies régnantes » que vous avez eu la complaisance de joindre à la lettre » qui accompagnait l'envoi de ces recherches. Voudrez-vous » faire agréer, à ce dernier égard, les témoignages de notre » reconnaissance à M. Olliveau (le médecin de Montoir).

» Nous ne cessons, mon cher Confrère, de vous renou- » veler nos invitations à continuer de nous donner com- » munication de tous vos utiles travaux.

» J'ai l'honneur d'être, avec la considération la plus dis- » tinguée, Monsieur et cher Confrère, votre très humble et » obéissant serviteur.

» VICQ D'AZYR,

» Secrétaire perpétuel. »

Donges et Montoir eurent la dernière visite faite par François Bonamy, comme médecin des épidémies ; cette contrée devait avoir aussi la dernière faite, au même titre, par son petit-fils, mon père, Charles-Eugène Bonamy, en 1861 lors de la fièvre jaune.

C'est que, de tout temps, le pays de Saint-Nazaire s'est montré fertile en épidémies ; et nos jours ne font pas exception à cette règle, témoins les rapports sur la diphthérie et la fièvre typhoïde, contenus annuellement dans les Annales d'hygiène de l'arrondissement. Du reste, il n'est rien là qui doive nous surprendre : ces plaines d'alluvion, ces marais de la Brière, ne sont-ils pas éminemment favorables à l'élaboration, à la diffusion des ferments morbides dont le germe est importé.

Aussi l'influence indéniable des *circumfusa,* sur le développement des épidémies, me semble-t-elle absolument de nature à ruiner les applications de pathogénie anti-pastorienne, que le professeur Péter, avec son brio habituel, faisait récemment de la découverte des leucomaïnes par Gautier.

Imp. v^e Camille Mellinet, pl. Pilori, 5. — L. Mellinet et Cie, sucrs.